Le Livre De Cuisine Pour Débutants Du Régime Cétogène 2021

Recettes Cétogènes De Perte De Poids Simples, Faciles Et Irrésistibles À Faible Teneur En Glucides Et Sans Gluten.

Allison Rivera
Jaqueline Dupont

© **Copyright 2021 - Allison** Rivera - **Tous droits réservés.**

Le contenu contenu dans ce livre ne peut pas être reproduit, dupliqué ou transmis sans l'autorisation écrite directe de l'auteur ou de l'éditeur.

En aucun cas, aucun blâme ou responsabilité juridique ne sera retenu contre l'éditeur, ou l'auteur, pour tout dommage, réparation ou perte monétaire en raison des informations contenues dans ce livre. Directement ou indirectement.

Avis juridique :

Ce livre est protégé par le droit d'auteur. Ce livre est uniquement pour un usage personnel. Vous ne pouvez modifier, distribuer, vendre, utiliser, citer ou paraphraser une partie ou le contenu de ce livre, sans le consentement de l'auteur ou de l'éditeur.

Avis de non-responsabilité :

Veuillez noter que les informations contenues dans ce document sont à des fins éducatives et de divertissement seulement. Tous les efforts ont été déployés pour présenter des informations exactes, à jour et fiables et complètes. Aucune garantie d'aucune sorte n'est déclarée ou implicite. Les lecteurs reconnaissent que l'auteur ne s'engage pas dans l'interprétation de conseils juridiques, financiers, médicaux ou professionnels. Le contenu de ce livre a été dérivé de diverses sources. S'il vous plaît consulter un professionnel autorisé avant de tenter toutes les techniques décrites dans ce livre.

En lisant ce document, le lecteur convient qu'en aucun cas l'auteur n'est responsable des pertes, directes ou indirectes, subies à la suite de l'utilisation des renseignements contenus dans ce document, y compris, sans s'y limiter, les erreurs, omissions ou inexactitudes.

Tableau of Contenu

SMOOTHIES & RECETTES DE PETIT DÉJEUNER	8
Poulet à la noix de coco au curry	9
Paille de pain à l'ail au fromage	11
Keto Oreo Chaffles	13
Bâtonnets frits de chaffle de cornichon	15
Bâtons churro citrouille-cannelle	16
Cheeseburger Chaffle (Cheeseburger Chaffle)	19
Chaffles de boule de saucisse	21
Chaffles de pain à l'ail	23
Ailes de poulet cuites au four	25
Bouchées de Guacamole Chaffle	26
Paille de courgette croquante	28
Poulet au brocoli aux épinards	30
RECETTES DE PORC, DE BŒUF ET D'AGNEAU	32
Côtelettes de porc d'herbes	33
RECETTES DE FRUITS DE MER et DE POISSON	35
Haricots verts rôtis	36
REPAS SANS VIANDE	38
Délicieux Risotto à la citrouille	39
SOUPES, RAGOÛTS ET SALADES	41
Soupe crémeuse au chou-fleur	42
BRUNCH & DÎNER	44
Muffins protéinés	45
Gaufres saines	47
DESSERTS & BOISSONS	49
Blackberry Pops	49
RECETTES DE PETIT DÉJEUNER	51
Clémentine et pistache Ricotta	51
HORS-D'ŒUVRE & DESSERTS	53
Tranches d'aubergine à l'ail épicées rôties	53

RECETTES DE PORC ET DE BŒUF BŒUF 55
Porc au ragoût de courge musquée 55
RECETTES DE FRUITS DE MER 57
Pétoncles au citron à l'ail 57
VÉGÉTALIEN & VÉGÉTARIEN (VÉGÉTARIEN) 59
Crème au citron Bok Choy 59
Chou vert frit au beurre 61
Crème au citron Bok Choy 63
Brocoli et fromage 65
Gratin de brocoli 67
RECETTES DE POULET ET DE VOLAILLE 69
Pépites de poulet à faible teneur en glucides 69
RECETTES DE PETIT DÉJEUNER 71
Crêpe à la noix de coco à la cannelle 71
Muffins aux courgettes 73
RECETTES (RECETTES) DE DÉJEUNER 75
Soupe à la citrouille aux tomates 75
RECETTES DE DÎNER 77
Chou-fleur cuit au four 77
RECETTES DE DESSERTS 79
Fudge au chocolat 79
RECETTES DE PETIT DÉJEUNER 80
Omelette au thon 80
RECETTES DE COLLATIONS 78
Oeufs diabolisés épicés 78
RECETTES DE DÎNER 80
Boulettes de viande de courgette de poulet 80
RECETTES DE REPAS DÉLICIEUX INHABITUELLES 82
Côtelettes d'agneau méditerranéennes 82
Ragoût d'arachide 84
RECETTES DE DESSERTS KETO 86

Barres de myrtille	86
gâteau (gâteau)	88
Tarte aux fraises quick & simple	88
Tarte à la noix de coco	90
Délicieuses tartes à la crème	92
BONBONS: DÉBUTANT	94
Bonbons au fromage Mascarpone	94
COOKIES: DÉBUTANT	96
intermédiaire:	96
Biscuits aux amandes CocoNut	96
DESSERT CONGELÉ: DÉBUTANT	98
Expert: Crème d'agrumes classique	98
Crème glacée à la cannelle	100
RECETTES DE PETIT DÉJEUNER	102
Pâtes à la saucisse et brocoli rabe	102
RECETTES DE DÉJEUNER	104
Tarte à la citrouille	104
Keto Cheeseburger Muffin	106
RECETTES DE COLLATIONS	108
Pains de noix avec le fromage	108
Pains aux noix	110
Pains aux graines de pavot	112
Pain indien avec des verts	113
dîner (dîner)	115
Expert: Pain micro-ondes	115
Pain Paléo – Style Keto	116
Pain aux graines de sésame	117
LE DÉJEUNER KETO	119
Avocat crémeux et bacon avec salade de fromage de chèvre	119
Bifteck minute aux champignons et beurre d'herbes	122

SMOOTHIES & RECETTES DE PETIT DÉJEUNER

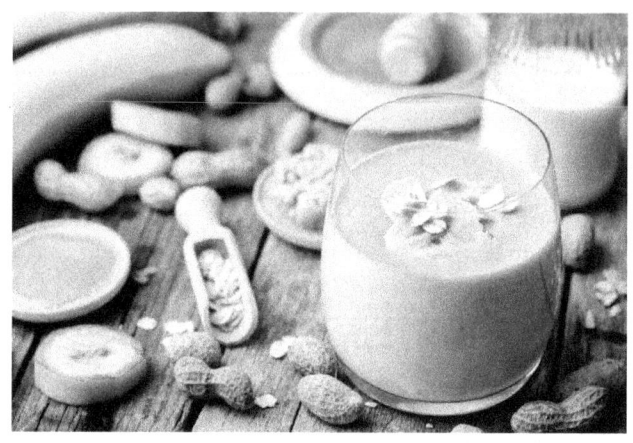

Paille de pain à l'ail au fromage

Temps: 15 minutes Servir: 2

Ingrédients:

- 1 œuf, légèrement battu
- 1 c. à thé de persil, haché finement
- 2 c. à soupe de parmesan râpé
- 1 c. à soupe de beurre fondu
- 1/4 c. à thé de poudre d'ail
- 1/4 c. à thé de poudre à pâte, sans gluten
- 1 c. à thé de farine de noix de coco
- 1/2 tasse de fromage cheddar, râpé

Itinéraire:
1. Préchauffez votre gaufrier.

2. Dans un bol, fouetter l'œuf, la poudre d'ail, la poudre à pâte, la farine de noix de coco et le fromage cheddar jusqu'à ce qu'ils soient bien mélangés.

3. Vaporiser la gaufrier d'un vaporisateur de cuisson.

4. Verser la moitié de la pâte dans la gaufrier chaude et cuire pendant 3 minutes ou jusqu'à ce qu'elle soit bien réglée. Répéter l'année avec le reste de la pâte.

5. Badigeonner les paillettes de beurre fondu.

6. Déposer les pailles sur une plaque à pâtisserie et garnir de parmesan et griller jusqu'à ce que le fromage soit fondu.

7. Garnir de persil et servir.

Nutrition: Calories 248 Lipides 19,4 g
Glucides 5,4 g Sucre 1 g

Keto Oreo Chaffles

Temps de préparation: 13 minutes Temps de cuisson: 28 minutes Portions: 4

Ingrédients:

Pour les paillettesOreo:

- 2 oeufs, battus
- 1 tasse de fromage mozzarella finement râpé
- 2 c. à soupe de farine d'amande
- 1 c. à soupe de cacao noir non sucré en poudre
- 2 c. à soupe d'érythritol
- 1 c. à soupe de fromage à la crème, ramolli
- 1/2 c. à thé d'extrait de vanille

Pour la glaçure:

- 1 c. à soupe de sucre de confiseur
- 1 c. à thé d'eau

Itinéraire:

1. Préchauffer le fer à gaufres.

2. Dans un bol moyen, mélanger tous les ingrédients des paillettes Oreo jusqu'à ce qu'ils soient bien mélangés.

3. Ouvrir le fer et verser un quart de la pâte. Fermer le fer et cuire jusqu'à ce qu'il soit croustillant, 7 minutes.

4. Retirer l'ivraie sur une assiette et réserver.

5. Faire 3 gouffres de plus avec le reste de la pâte et transférer dans une assiette pour refroidir.

Pour la glaçure:

1. Dans un petit bol, fouetter le sucre et l'eau du confiseur jusqu'à consistance lisse.

2. Arroser un peu de glaçure sur chaque paille et servir après.

Nutrition: Calories 50; Graisses 3. 64 g; Glucides 1,27 g; Glucides nets 0,77 g; Protéines 3.4g

Bâtonnets frits de chaffle de cornichon

Temps de préparation: 10 minutes Temps de cuisson: 28 minutes
Portions: 4

Ingrédients:

- **1 œuf, battu**
- **1/4 tasse de croûtes de porc**
- **1/2 tasse de fromage mozzarella finement râpé**
- **1/2 c. à soupe de jus de cornichon**
- **8 fines tranches de cornichon, tapotées**
  avec une serviette en papier

Itinéraire:

1. Préchauffer le fer à gaufres.

2. Dans un bol moyen, mélanger l'œuf, les croûtes de porc, le fromage mozzarella et le jus de cornichon.

3. Ouvrir le fer et verser 2 c. à soupe du mélange, déposer deux tranches de cornichon sur le dessus et couvrir de 2 c. à soupe de pâte.

4. Fermer le fer et cuire jusqu'à ce qu'il soit brun et croustillant, 7 minutes.

5. Retirer l'ivraie sur une assiette et réserver.

6. Faire 3 gouffres de plus de la même manière, en utilisant le reste des ingrédients.

7. Couper les paillettes en bâtonnets et servir après avec une trempette au fromage.

Nutrition: Calories 68; Graisses 4.17g; Glucides 2.2g; Glucides nets 2,0 g; Protéines 5.25g

Bâtons churro

citrouille-cannelle

Temps de préparation: 10 minutes Temps de cuisson: 14 minutes Portions: 2

Ingrédients:

- **3 c. à soupe de farine de noix de coco**
- **1/4 tasse de purée de citrouille**
- **1 œuf, battu**
- **1/2 tasse de fromage mozzarella finement râpé**
- **2 c. à soupe de sirop d'érable sans sucre** + plus pour servir
- **1 c. à thé de poudre à pâte**
- **1 c. à thé d'extrait de vanille**
- **1/2 c. à thé d'assaisonnement aux épices à la citrouille**
  - **1/8 c. à thé de sel**
  - **1 c. à soupe de cannelle en poudre**

Itinéraire:

1. Préchauffer le fer à gaufres.

2. Mélanger tous les ingrédients dans un bol moyen jusqu'à ce qu'ils soient bien mélangés.

3. Ouvrir le fer et ajouter la moitié du mélange. Fermer et cuire jusqu'à ce qu'ils soient dorés et croustillants, 7 minutes.

4. Retirer l'ivraie sur une assiette et en faire 1 de plus avec le reste de la pâte.

5. Couper chaque paille en bâtonnets, arroser le dessus avec plus de sirop d'érable et servir après.

Nutrition: Calories 219; Graisses 9.72g; Glucides 8.64g; Glucides nets 4,34 g; Protéines 25.27g

Cheeseburger Chaffle (Cheeseburger Chaffle)

Temps de préparation: 15 minutes Temps de cuisson: 15 minutes Portions: 2

Ingrédients:

- 1 lb de bœuf haché
- 1 oignon, haché finement
- 1 c. à thé de persil, haché
- 1 œuf, battu
- Sel et poivre au goût
- 1 cuillère à soupe d'huile d'olive
- 4 paillettes de base
- 2 feuilles de laitue
- 2 tranches de fromage
- 1 cuillère à soupe de cornichons à l'aneth

- ketchup
- mayonnaise

Itinéraire:

1. Dans un grand bol, mélanger le bœuf haché, l'oignon, le persil, l'œuf, le sel et le poivre.
2. Bien mélanger.
3. Former 2 galettes épaisses.
4. Ajouter l'huile d'olive dans la poêle.
5. Placer la poêle à feu moyen.
6. Cuire la galette de 3 à 5 minutes de chaque côté ou jusqu'à ce qu'elle soit bien cuite.
7. Placez la galette sur chaque paille.
8. Garnir de laitue, de fromage et de cornichons.
9. Gicler le ketchup et la mayo sur la galette et les légumes.
10. 1Top avec une autre paille.

Nutrition:

Calories 325 Lipides totaux 16,3 g Gras saturés 6,5 g cholestérol 157 mg sodium 208 mg Glucides totaux 3g Fibres alimentaires 0,7 g Sucres totaux 1,4 g Protéines 39,6 g Potassium 532mg

Chaffles de boule de saucisse

Temps de préparation: 15 minutes Temps de cuisson: 28 minutes Portions: 4

Ingrédients:

- 1 lb de saucisse italienne, émiettée
- 3 c. à soupe de farine d'amande
- 2 c. à thé de poudre à pâte
- 1 œuf, battu
- 1/4 tasse de parmesan finement râpé
- 1 tasse de cheddar finement râpé

Itinéraire:

1. Préchauffer le fer à gaufres.

2. Verser tous les ingrédients dans un bol à mélanger moyen et bien mélanger avec les mains.

3. Ouvrir le fer, graisser légèrement avec un vaporisateur de cuisson et ajouter 3 c. à soupe du mélange de saucisses. Fermer le fer et cuire pendant 4 minutes.

4. Ouvrir le fer, retourner les paillettes et cuire plus loin pendant 3 minutes.

5. Retirer l'ivraie sur une assiette et en faire 3 de plus en utilisant le reste du mélange.

6. Couper chaque paille en bâtonnets ou en quartiers et en profiter après.

Nutrition: Calories 465; Graisses 33.5g; Glucides 10.87g; Glucides nets 7,57 g; Protéines 32.52g

Chaffles de pain à l'ail

Temps de préparation: 10 minutes Temps de cuisson: 14 minutes Portions: 2

Ingrédients:

- 1 œuf, battu
- 1/2 tasse de fromage mozzarella finement râpé
- 1 c. à thé d'assaisonnement italien
- 1/2 c. à thé de poudre d'ail
- 1 c. à thé de fromage à la crème aromatisé à la ciboulette

Itinéraire:

1. Préchauffer le fer à gaufres.

2. Mélanger tous les ingrédients dans un bol moyen jusqu'à ce qu'ils soient bien mélangés.

3. Ouvrir le fer et ajouter la moitié du mélange. Fermer et cuire jusqu'à ce qu'ils soient dorés et croustillants, 7 minutes.

4. Retirer l'ivraie sur une assiette et en faire une deuxième avec le reste de la pâte.

5. **Couper chaque paille en bâtonnets ou en quartiers et en profiter après.**

Nutrition: Calories 51; Graisses 3.56g; Glucides 1,57 g; Glucides nets 1,27 g; Protéines 3.13g

Ailes de poulet cuites au four

Temps de préparation: 10 minutes Temps de cuisson: 50 minutes

Servir: 4

ingrédients:

- Ailes de poulet de 2 lb
- 1 c. à soupe d'assaisonnement au poivre de citron
- 2 c. à soupe de beurre fondu
- 4 c. à soupe d'huile d'olive

Itinéraire:

1. Préchauffer le four à 400 F.
2. Jes les ailes de poulet avec l'huile d'olive.
3. Disposer les ailes de poulet sur une plaque à pâtisserie et cuire au four pendant 50 minutes.
4. Dans un petit bol, mélanger l'assaisonnement au poivre de citron et le beurre.
5. Retirer les ailes du four et badigeonner de beurre et de mélange d'assaisonnement.
6. Servir et apprécier.

Valeur nutritive (montant par portion) :

Calories 606
Matières grasses 36 g
Glucides 1 g
Sucre 0 g
Protéines 65 g
Cholestérol 217 mg

Bouchées de Guacamole Chaffle

Temps de préparation: 10 minutes Temps de cuisson: 14 minutes Portions: 2

Ingrédients:

- 1 gros navet, cuit et écrasé
- 2 tranches de bacon, cuites et hachées finement
- 1/2 tasse de fromage Monterey Jack finement râpé
- 1 œuf, battu
- 1 tasse de guacamole pour la garniture

Itinéraire:

1. Préchauffer le fer à gaufres.
2. Mélanger tous les ingrédients sauf le guacamole dans un bol moyen.
3. Ouvrir le fer et ajouter la moitié du mélange. Fermer et cuire pendant 4 minutes. Ouvrir le couvercle, retourner l'ivraie et cuire plus loin jusqu'à ce qu'il

soit doré et croustillant, 3 minutes.

4. Retirer l'ivraie sur une assiette et en faire une autre de la même manière.

5. Couper chaque paille en quartiers, garnir de guacamole et servir par la suite.

Nutrition: Calories 311; Graisses 22.52g; Glucides 8.29g; Glucides nets 5,79 g; Protéines 13.62g

Paille de courgette croquante

Temps: 20 minutes Servir: 8

Ingrédients:

- 2 oeufs, légèrement battus
- 1 gousse d'ail, hachée finement
- 1 1/2 c. à soupe d'oignon, haché finement
- 1 tasse de fromage cheddar râpé
- 1 petite courgette, râpée et presser tout liquide

Itinéraire:

1. Préchauffez votre gaufrier.
2. Dans un bol, mélanger les œufs, l'ail, l'oignon, les courgettes et le fromage jusqu'à ce qu'ils soient bien mélangés.
3. Vaporiser la gaufrier d'un vaporisateur de cuisson.
4. Verser 1/4 tasse de pâte dans la gaufrier chaude et cuire pendant 5 minutes ou jusqu'à ce qu'elle soit dorée. Répéter l'année avec le reste de la pâte.

5. Servir et apprécier.

Nutrition: Calories 76 Lipides 5,8 g
Glucides 1,1 g Sucre 0,5 g
Protéines 5,1 g Cholestérol 56 mg

Poulet au brocoli aux épinards

Temps de préparation: 10 minutes Temps de cuisson: 10 minutes Servir: 4

ingrédients:

- 1 lb de poitrines de poulet, coupées en morceaux
- 4 oz de fromage à la crème
- 1/2 tasse de parmesan, râpé
- 2 tasses d'épinards
- 2 tasses de fleurons de brocoli
- 1 tomate, hachée
- 2 gousses d'ail, hachées finement
- 1 c. à thé d'assaisonnement italien
- 2 c. à soupe d'huile d'olive
- poivre
- sel

Itinéraire:

1. Chauffer l'huile dans une casserole à feu moyen-vif.
2. Ajouter le poulet, assaisonner de poivre, d'assaisonnement italien et saler et faire sauter pendant 5 minutes ou jusqu'à ce que le poulet soit bien cuit.
3. Ajouter l'ail et faire sauter pendant une minute.
4. Ajouter le fromage à la crème, le parmesan, les épinards,

le brocoli et la tomate et cuire de 3 à 4 minutes de plus.
5. Servir et apprécier.

Valeur nutritive (montant par portion) :

Calories 444

Matières grasses 28 g

Glucides 5,9 g

Sucre 1,4 g

Protéines 40 g

Cholestérol 140 mg

RECETTES DE PORC, DE BŒUF ET D'AGNEAU

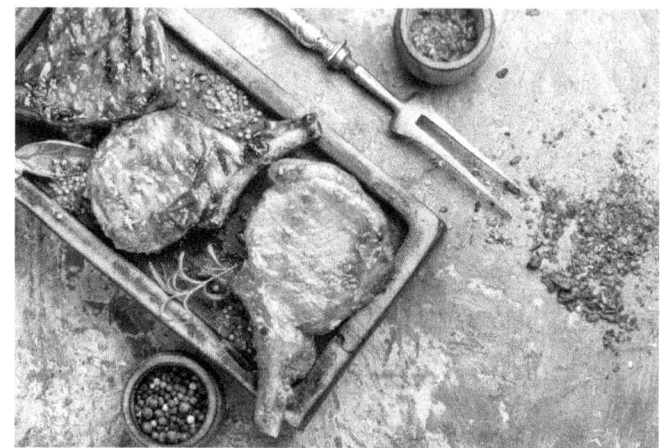

Côtelettes de porc d'herbes

Temps de préparation: 10 minutes Temps de cuisson: 30 minutes Servir: 4

ingrédients:

- 4 côtelettes de porc, désossées
- 1 c. à soupe d'huile d'olive
- 2 gousses d'ail, hachées finement
- 1 c. à thé de romarin séché, écrasé
- 1 c. à thé d'origan
- 1/2 c. à thé de thym
- 1 c. à soupe de romarin frais, haché
- 1/4 c. à thé de poivre
- 1/4 c. à thé de sel

Itinéraire:

1. Préchauffer le four 425 F.
2. Assaisonner les côtelettes de porc de poivre et de sel et réserver.
3. Dans un petit bol, mélanger l'ail, l'huile, le romarin, l'origan, le thym et le romarin frais et frotter sur les côtelettes de porc.
4. Déposer les côtelettes de porc sur une plaque à

pâtisserie et rôtir pendant 10 minutes.
5. Tourner le feu à 350 F et rôtir 25 minutes de plus.
6. Servir et apprécier.

Valeur nutritive (montant par portion) :

Calories 260

Matières grasses 22 g

Glucides 2,5 g

Sucre 0 g

Protéines 19 g

Cholestérol 65 mg

RECETTES DE FRUITS DE MER et DE POISSON

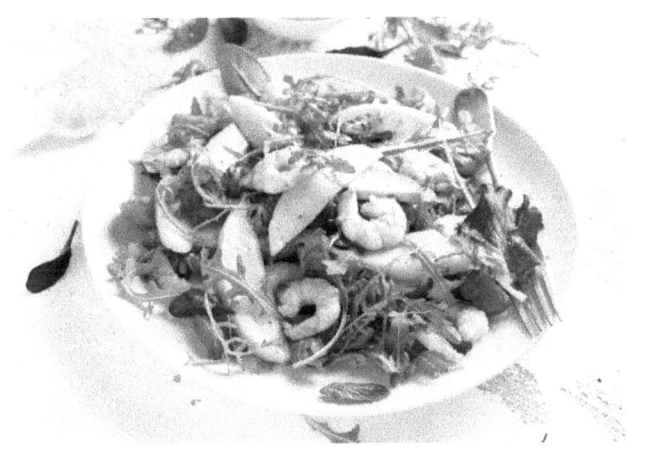

Haricots verts rôtis

Temps de préparation: 10 minutes Temps de cuisson: 25 minutes

Servir: 4

ingrédients:

- 1 lb de haricots verts congelés
- 1/4 c. à thé de flocons de poivron rouge
- 1/4 c. à thé de poudre d'ail
- 2 c. à soupe d'huile d'olive
- 1/2 c. à thé de poudre d'oignon
- 1/2 c. à thé de poivre
- 1/2 c. à thé de sel

Itinéraire:

1. Préchauffer le four à 425 F.
2. Dans un grand bol, ajouter tous les ingrédients et bien mélanger.
3. Étendre la plaque à pâtisserie des haricots verts et cuire au four pendant 30 minutes.
4. Servir et apprécier.

Valeur nutritive (montant par portion) :

Calories 95

Matières grasses 7 g

Glucides 9 g

Sucre 2 g

Protéines 2 g

Cholestérol 0 mg

REPAS SANS VIANDE

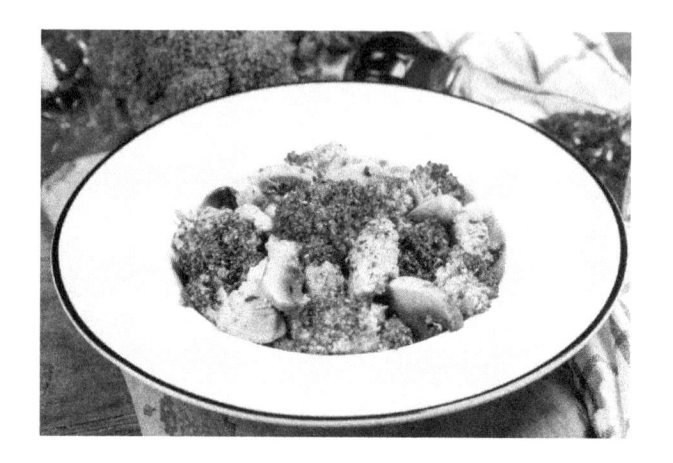

Délicieux Risotto à la citrouille

Temps de préparation: 10 minutes Temps de cuisson: 5 minutes Servir: 1

ingrédients:

- 1/4 tasse de citrouille râpée
- 1 c. à soupe de beurre
- 1/2 tasse d'eau
- 1 tasse de chou-fleur râpé
- 2 gousses d'ail, hachées
- 1/8 c. à thé de cannelle
- poivre
- sel

Itinéraire:

1. Faire fondre le beurre dans une poêle à feu moyen.
2. Ajouter l'ail, le chou fleur, la cannelle et la citrouille dans la poêle et assaisonner de poivre et de sel.
3. Cuire jusqu'à ce qu'ils soient légèrement ramollis. Ajouter l'eau et cuire jusqu'à ce qu'elle soit terminée.
4. Servir et apprécier.

Valeur nutritive (montant par portion) :

Calories 155

Matières grasses 11 g

Glucides 11 g

Sucre 4,5 g

Protéines 3,2 g

Cholestérol 30 mg

SOUPES, RAGOÛTS ET SALADES

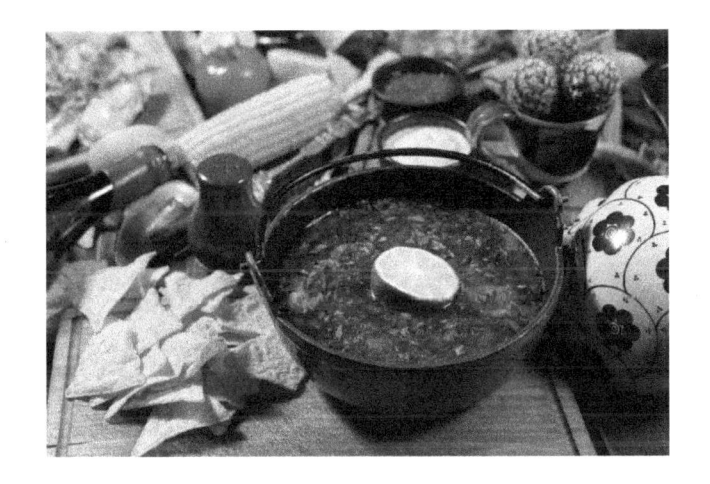

Soupe crémeuse au chou-fleur

Temps de préparation: 10 minutes Temps de cuisson: 25 minutes Servir: 4

ingrédients:

- 1/2 tête de chou-fleur, hachée
- 1/2 c. à thé de poudre d'ail
- 1/4 tasse d'oignon, en dés
- 1/4 c. à soupe d'huile d'olive
- 2 gousses d'ail, hachées finement
- 15 oz de bouillon de légumes
- 1/4 c. à thé de poivre
- 1/2 c. à thé de sel

Itinéraire:

1. Chauffer l'huile d'olive dans une casserole à feu moyen.
2. Ajouter l'oignon et l'ail et faire sauter pendant 4 minutes.
3. Ajouter le chou-fleur et le bouillon et bien mélanger. Porter à ébullition.
4. Couvrir la poêle avec le couvercle et laisser mijoter pendant 15 minutes.
5. Assaisonner de poudre d'ail, de poivre et de sel.
6. Réduire la soupe en purée à l'aide d'un mélangeur jusqu'à consistance lisse.
7. Servir et apprécier.

Valeur nutritive (montant par portion) :

Calories 41

Matières grasses 2 g

Glucides 4 g

Sucre 2 g

Protéines 3 g

Cholestérol 0 mg

BRUNCH & DÎNER

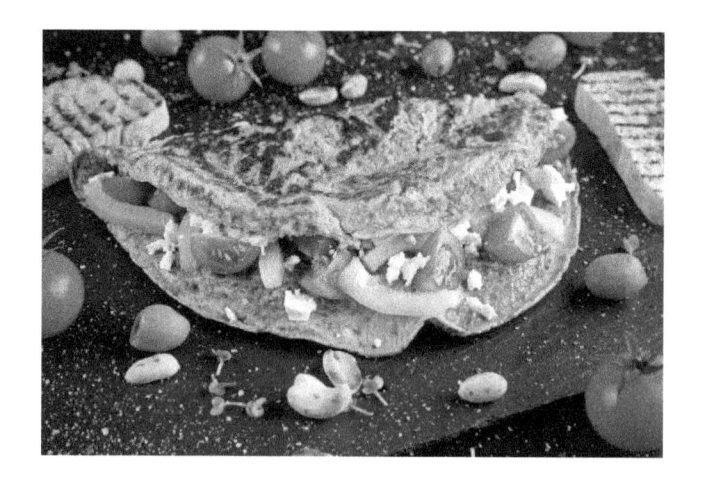

Muffins protéinés

Temps de préparation: 10 minutes Temps de cuisson: 15 minutes

Servir: 12

ingrédients:

- 8 oeufs
- 2 boules de protéines de vanille en poudre
- 8 oz de fromage à la crème
- 4 c. à soupe de beurre fondu

Itinéraire:

1. Dans un grand bol, mélanger le fromage à la crème et le beurre fondu.
2. Ajouter les œufs et la poudre de protéines et fouetter jusqu'à ce qu'ils soient bien mélangés.
3. Verser la pâte dans le moule à muffins graissé.
4. Cuire au four à 350 F pendant 25 minutes.
5. Servir et apprécier.

Valeur nutritive (montant par portion) :

Calories 149

Matières grasses 12 g

Glucides 2 g

Sucre 0,4 g

Protéines 8 g

Cholestérol 115 mg

Gaufres saines

Temps de préparation: 10 minutes Temps de cuisson: 10 minutes

Servir: 4

ingrédients:

- 8 gouttes de stévia liquide
- 1/2 c. à thé de bicarbonate de soude
- 1 c. à soupe de graines de chia
- 1/4 tasse d'eau
- 2 c. à soupe de beurre de graines de tournesol
- 1 c. à thé de cannelle
- 1 avocat, pelé, dénoyauté et écrasé
- 1 c. à thé de vanille
- 1 c. à soupe de jus de citron
- 3 c. à soupe de farine de noix de coco

Itinéraire:

1. Préchauffer le fer à gaufres.
2. Dans un petit bol, ajouter l'eau et les graines de et faire tremper pendant 5 minutes.
3. Écraser ensemble le beurre de graines de tournesol, le jus de citron, la vanille, la stévia, le mélange de et l'avocat.
4. Mélanger la cannelle, le bicarbonate de soude et la farine de noix de coco.

5. Ajouter les ingrédients humides aux ingrédients secs et bien mélanger.
6. Verser le mélange de gaufres dans le fer à gaufres chaud et cuire de chaque côté pendant 3-5 minutes.
7. Servir et apprécier.

Valeur nutritive (montant par portion) :

Calories 220

Matières grasses 17 g

Glucides 13 g

Sucre 1,2 g

Protéines 5,1 g

Cholestérol 0 mg

DESSERTS & BOISSONS

Blackberry Pops

Temps de préparation: 10 minutes Temps de cuisson: 10 minutes

Servir: 6

ingrédients:

- 1 c. à thé de stévia liquide
- 1/2 tasse d'eau
- 1 feuille de sauge fraîche
- 1 tasse de mûres

Itinéraire:

1. Ajouter tous les ingrédients dans le mélangeur et mélanger jusqu'à consistance lisse.
2. Verser le mélange mélangé dans les moules à pop glacée et les placer au réfrigérateur toute la nuit.
3. Servir et apprécier.

Valeur nutritive (montant par portion) :

Calories 10

Matières grasses 0,1 g

Glucides 2,3 g

Sucre 1,2 g

Protéines 0,3 g

Cholestérol 0 mg

RECETTES DE PETIT DÉJEUNER

Clémentine et pistache

Ricotta

Serves: 1

Temps de préparation: 10 minutes

ingrédients

- 2 cuillères à café de pistaches, hachées
- 1/3 tasse de ricotta
- 2 fraises
- 1 cuillère à soupe de beurre fondu
- 1 clémentine, pelée et segmentée

Itinéraire

1. Mettre la ricotta dans un bol de service.
2. Garnir de segments de clémentine, de fraises, de pistaches et de beurre pour servir.

Montant nutritionnel par portion

Calories 311

Graisse totale 25.1g 32% Graisses saturées 15.1g 76%

Cholestérol 71mg 24%

Sodium 243mg 11%

Glucides totaux 12,7 g 5 % Fibres alimentaires 1,2 g 4 %

Sucres totaux 7.1g Protéines 10.7g

HORS-D'ŒUVRE & DESSERTS

Tranches d'aubergine à l'ail épicées rôties

Portions: 4

Temps de préparation: 35 minutes

ingrédients

- 2 cuillères à soupe d'huile d'olive
- 1 aubergine, coupée en rondelles
- 1 cuillère à café de poudre d'ail
- Sel et poivron rouge
- 1/2 cuillère à café d'assaisonnement italien

Itinéraire

1. Préchauffer le four à 4000F et tapisser une plaque à pâtisserie de papier sulfurisé.
2. Disposer les tranches d'aubergine sur une plaque à pâtisserie et arroser d'huile d'olive.
3. Assaisonner d'assaisonnement italien, de poudre d'ail, de sel et de poivron rouge.
4. Transférer au four et cuire au four environ 25 minutes.
5. Retirer du four et servir chaud.

Montant nutritionnel par portion

Calories 123

Total Fat 9.7g 12%

Gras saturés 1.4g

7% Cholestérol

0mg 0%

Sodium 3mg 0%

Glucides totaux 10g

4% Fibres alimentaires

5.6g 20% Sucres

totaux 4.9g

Protéines 1.7g

RECETTES DE PORC ET DE BŒUF BŒUF

Porc au ragoût de courge musquée

Portions: 4

Temps de préparation: 40 minutes

ingrédients

1/2 livre de courge musquée, pelée et coupée en cubes

- 1 livre de porc maigre
- 2 cuillères à soupe de beurre
- Sel et poivre noir, au goût
- 1 tasse de bouillon de bœuf

Itinéraire

- Mettre le beurre et pencher le porc dans une poêle et cuire environ 5 minutes.
- Ajouter la courge musquée, le bouillon de bœuf et assaisonner de sel et de poivre noir.
- Couvrir du couvercle et cuire environ 25 minutes à feu moyen-doux.

- Plat dans un bol et servir chaud.

Montant nutritionnel par portion

Calories 319

Graisse totale 17.1g 22% Graisses saturées 7.9g 39% Cholestérol 105mg 35%

Sodium 311mg 14%

Glucides totaux 6,7 g 2 % Fibres alimentaires 1,1 g 4 %

Sucres totaux 1,3 g Protéines 33,7 g

RECETTES DE FRUITS DE MER

Pétoncles au citron à l'ail

Portions: 6

Temps de préparation: 30 minutes

ingrédients

- 2 livres de pétoncles
- 3 gousses d'ail, hachées finement
- 5 cuillères à soupe de beurre, divisées
- Flocons de poivron rouge, sel casher et poivre noir
- 1 citron, zeste et jus

Itinéraire

1. Chauffer 2 cuillères à soupe de beurre à feu moyen dans une grande poêle et ajouter les pétoncles, le sel casher et le poivre noir.
2. Cuire environ 5 minutes de chaque côté jusqu'à ce qu'ils soient dorés et les transférer dans une assiette.
3. Chauffer le reste du beurre dans une poêle et ajouter l'ail et les flocons de poivron rouge.
4. Cuire environ 1 minute et incorporer le jus et le zeste

de citron.

5. Remettre les pétoncles dans la poêle et bien mélanger.
6. Plat sur un plateau et servir chaud.

Montant nutritionnel par portion

Calories 224

Graisse totale 10.8g 14% Graisses saturées 6.2g 31%

Cholestérol 75mg 25%

Sodium 312mg 14%

Glucides totaux 5,2 g 2 % Fibres alimentaires 0,4 g 1 %

Sucres totaux 0,3 g Protéines 25,7 g

VÉGÉTALIEN
& VÉGÉTARIEN
(VÉGÉTARIEN)

Crème au citron Bok Choy

Portions : 4

Temps de préparation : 45 minutes Ingrédients

- 28 oz de bok choy
- 1 gros citron, jus et zeste
- 3/4 tasse de crème à fouetter lourde
- 1 tasse de parmesan fraîchement râpé
- 1 cuillère à café de poivre

noir Directions

1. Préchauffer le four à 3500F et graisser légèrement un plat allant au four.
2. Verser la crème sur le bok choy uniformément et arroser avec le jus de citron.
3. Bien mélanger et transférer dans le plat allant au four.
4. Garnir de parmesan, de zeste de citron et de poivre noir et mettre au four.
5. Cuire au four environ 30 minutes jusqu'à ce qu'ils soient légèrement dorés et retirer du four pour servir chaud.

Montant nutritionnel par portion

Calories 199

Gras totaux 14,8 g 19 % Gras saturés 9,3 g 46 %

Cholestérol 51mg 17%

Sodium 398mg 17%

Glucides totaux 7,7 g 3 %
Fibres alimentaires 2,5 g 9 % Sucres totaux 2,7 g

Protéines 12.7g

Chou vert frit au beurre

Portions: 4

Temps de préparation: 30 mins Ingrédients

- 3 oz de beurre
- Sel et poivre noir, au goût
- 25 oz de chou vert, râpé
- 1 cuillère à soupe de basilic
- 1/4 cuillère à café de flo-

cons de piment rouge Directions

1. Chauffer le beurre dans une grande poêle à feu moyen et ajouter le chou.
2. Faire revenir environ 15 minutes, en remuant de temps en temps, jusqu'à ce que le chou soit doré.
3. Incorporer le basilic, les flocons de piment rouge, le sel et le poivre noir et cuire environ 3 minutes.
4. Plat dans un bol et servir chaud.

Montant nutritionnel par portion

Calories 197

Graisse totale 17.4g 22% Graisses saturées 11g 55% Cholestérol 46mg 15%

Sodium 301mg 13%

Glucides totaux 10.3g 4%

Fibres alimentaires 4.5g 16%
  Sucres totaux 5.7gProtein 2.5g

Crème au citron Bok Choy

Portions: 4

Temps de préparation: 45 minutes

ingrédients

- 28 oz de bok choy
- 1 gros citron, jus et zeste
- 3/4 tasse de crème à fouetter lourde
- 1 tasse de parmesan fraîchement râpé
- 1 cuillère à café de poivre noir

Itinéraire

1. Préchauffer le four à 3500F et graisser légèrement un plat allant au four.
2. Verser la crème sur le bok choy uniformément et arroser avec le jus de citron.
3. Bien mélanger et transférer à la cuisson sodium 301mg 13% végétalien *et végétarien* plat.
4. Garnir de parmesan, de zeste de citron et de poivre noir et mettre au four.
5. Cuire au four environ 30 minutes jusqu'à ce qu'ils soient légèrement dorés et retirer du four pour servir chaud.

Montant nutritionnel par portion

Calories 199

Graisse totale 14.8g 19% Graisses saturées 9.3g 46%

Cholestérol 51mg 17%

Sodium 398mg 17%

Glucides totaux 7,7 g 3 % Fibres alimentaires 2,5 g 9 %

Sucres totaux 2.7g Protéines 12.7g

Brocoli et fromage

Portions: 4

Temps de préparation: 20 minutes

Ingrédients

- 5 1/2 oz de fromage cheddar, râpé
- 23 oz de brocoli, haché
- 2 oz de beurre
- Sel et poivre noir, au goût
- 4 cuillères à soupe de crème sure

Directions

1. Chauffer le beurre dans une grande poêle à feu moyen-vif et ajouter le brocoli, le sel et le poivre noir.
2. Cuire environ 5 minutes et incorporer la crème sure et le cheddar.
3. Couvrir du couvercle et cuire environ 8 minutes à feu moyen-doux.
4. Plat dans un bol et servir chaud.

Montant nutritionnel par portion

Calories 340

Gras totaux 27,5 g 35 % Gras saturés 17,1 g 85 %

Cholestérol 77mg 26%

Sodium 384mg 17%

Glucides totaux 11,9 g 4 %

Fibres alimentaires 4.3g 15% Sucres totaux 3g Protéines 14.8g

Gratin de brocoli

Portions: 4

Temps de préparation: 35 minutes Ingrédients

- 2 oz de beurre salé, pour la friture
- 5 oz de parmesan, râpé
- 20 oz de brocoli, en fleurons
- 2 cuillères à soupe de moutarde de Dijon
- 3/4 tasse de crème

fraîche Directions

1. Préchauffer le four à 4000F et graisser légèrement un plat allant au four.
2. Chauffer la moitié du beurre dans une poêle à feu moyen-doux et ajouter le brocoli haché.
3. Faire sauter environ 5 minutes et transférer dans le plat allant au four.
4. Mélanger le reste du beurre avec la moutarde de Dijon et la crème fraîche.
5. Verser ce mélange dans le plat allant au four et garnir de parmesan.
6. Transférer au four et cuire au four environ 18 minutes.
7. Plat dans un bol et servir chaud.

Quantité de nutrition par portion Calories 338

Graisse totale 27.4g 35% Graisses saturées 12.4g 62% Cholestérol 56mg 19%

Sodium 546mg 24%

Glucides totaux 11,1 g 4 %

Fibres alimentaires 4g 14% Sucres totaux 2,5g Protéines 16,2g

RECETTES DE POULET ET DE VOLAILLE

Pépites de poulet à faible teneur en glucides

Portions: 6

Temps de préparation: 25 minutes

ingrédients

- 1/4 tasse de mayonnaise
- 2 poitrines de poulet moyennes
- 1 tasse de farine d'amande blanchie
- 2 cuillères à soupe d'huile d'olive
- Sel de mer et poivre noir, au goût

Itinéraire

1. Mettre le poulet dans l'eau salée pendant environ 10 minutes.
2. Égoutter et couper le poulet en morceaux de la taille d'une pépite.
3. Mettre la mayonnaise dans un bol et mélanger la farine d'amande, le sel de mer et le poivre noir dans un autre

bol.
4. Enrober chaque pépite de poulet de mayonnaise et de drague dans le mélange de farine d'amande.
5. Chauffer l'huile à feu moyen-vif dans une poêle et ajouter les pépites de poulet en une seule couche.
6. Cuire environ 3 minutes de chaque côté jusqu'à ce qu'ils soient dorés et servir.

Montant nutritionnel par portion

Calories 283

Graisse totale 20.4g 26% Graisses saturées 2.8g

14% Cholestérol 46mg 15%

Sodium 118mg 5%

Glucides totaux 6,3g 2% Fibres alimentaires 2g 7%

Sucres totaux 0,6 g Protéines 18,2 g

RECETTES DE PETIT DÉJEUNER

Crêpe à la noix de coco à la cannelle

Durée totale. 15 minutes

Portions: 1

ingrédients:

- 1/2 tasse de lait d'amande
- 1/4 tasse de farine de noix de coco
- 2 c. à soupe de remplacement d'oeufs
- 8 c. à soupe d'eau
- 1 sachet de stévia
- 1/8 c. à thé de cannelle
- 1/2 c. à thé de poudre à pâte
- 1 c. à thé d'extrait de vanille
- 1/8 c. à thé de sel

Itinéraire:

1. Dans un petit bol, mélanger le remplacement des œufs et 8 cuillères à soupe d'eau.

2. Ajouter tous les ingrédients dans le bol à mélanger et remuer jusqu'à ce qu'ils soient mélangés.
3. Vaporiser la poêle d'un vaporisateur de cuisson et chauffer à feu moyen.
4. Verser la quantité désirée de pâte sur la poêle chaude et cuire jusqu'à ce qu'elle soit légèrement dorée.
5. Retourner les crêpes et cuire encore quelques minutes.
6. Servir et apprécier.

Valeur nutritive (quantité par portion) : Calories 110; Matières grasses 4,3 g; Glucides 10,9 g; Sucre 2,8 g; Protéines 7 g; Cholestérol 0 mg;

Muffins aux courgettes

Durée totale: 35 minutes Portions: 8

ingrédients:

- 1 tasse de farine d'amande
- 1 courgette râpée
- 1/4 tasse d'huile de coco, fondue
- 15 gouttes de stévia liquide
- 1/2 c. à thé de bicarbonate de soude
- 1/2 tasse de farine de noix de coco
- 1/2 tasse de noix, hachées
- 1 1/2 c. à thé de cannelle
- 3/4 tasse de compote de pommes non sucrée
- 1/8 c. à thé de sel

Itinéraire:

1. Préchauffer le four à 325 F/ 162 C.
2. Vaporiser le plateau à muffins d'un vaporisateur de cuisson et réserver.
3. Dans un bol, mélanger les courgettes râpées, l'huile de coco et la stévia.
4. Dans un autre bol, mélanger la farine de noix de coco, le bicarbonate de soude, la farine d'amande, la noix, la cannelle et le sel.

5. Ajouter le mélange de courgettes dans le mélange de farine de noix de coco et bien mélanger.
6. Ajouter la compote de pommes et remuer jusqu'à ce qu'elles soient bien mélangées.
7. Verser la pâte dans le moule à muffins préparé et cuire au four préchauffé de 25 à 30 minutes.
8. Servir et apprécier.

Valeur nutritive (montant par portion) : Calories 229; Matières grasses 18,9 g; Glucides 12.5 g; Sucre 3,4 g; Protéines 5,2 g; Cholestérol 0 mg;

RECETTES (RECETTES)

Soupe à la citrouille aux tomates

Durée totale: 25 minutes Sert: 4

ingrédients:

- 2 tasses de citrouille, en dés
- 1/2 tasse de tomate, hachée
- 1/2 tasse d'oignon, haché
- 1 1/2 c. à thé de curry en poudre
- 1/2 c. à thé de paprika
- 2 tasses de bouillon de légumes
- 1 c. à thé d'huile d'olive
- 1/2 c. à thé d'ail, haché finement

Itinéraire:

- Dans une casserole, ajouter l'huile, l'ail et l'oignon et faire sauter pendant 3 minutes à feu moyen.
- Ajouter le reste des ingrédients dans la casserole et porter à ébullition.
- Réduire le feu et couvrir et laisser mijoter pendant 10 minutes.
- Réduire la soupe en purée à l'aide d'un mélangeur jusqu'à consistance lisse.
- Bien mélanger et servir chaud.

Valeur nutritive (quantité par portion) : Calories 70; Matières grasses 2,7 g; Glucides 13,8g; Sucre 6,3 g; Protéines 1,9 g; Cholestérol 0 mg;

RECETTES DE DÎNER

Chou-fleur cuit au four

Durée totale: 55 minutes Sert: 2

ingrédients:

- 1/2 tête de chou-fleur, coupée en fleurons
- 2 c. à soupe d'huile d'olive
- Pour l'assaisonnement :
- 1/2 c. à thé de poudre d'ail
- 1/2 c. à thé de cumin moulu
- 1/2 c. à thé de poivre noir
- 1/2 c. à thé de poivre blanc
- 1 c. à thé de poudre d'oignon
- 1/4 c. à thé d'origan séché
- 1/4 c. à thé de basilic séché
- 1/4 c. à thé de thym séché
- 1 c. à soupe de poivre de Cayenne moulu
- 2 c. à soupe de paprika moulu
- 2 c. à thé de sel

Itinéraire:

1. Préchauffer le four à 400 F/ 200 C.
2. Vaporiser une plaque à pâtisserie d'un vaporisateur de cuisson et réserver.
3. Dans un grand bol, mélanger tous les ingrédients d'assaisonnement.
4. Ajouter l'huile et bien mélanger. Ajouter le chou-fleur au mélange d'assaisonnement du bol et bien remuer pour bien enrober.
5. Étendre les fleurons de chou-fleur sur une plaque à pâtisserie et cuire au four préchauffé pendant 45 minutes.
6. Servir et apprécier.

Valeur nutritive (quantité par portion) : Calories 177; Matières grasses 15,6 g; Glucides 11,5 g; Sucre 3,2 g; Protéines 3,1 g; Cholestérol 0 mg;

RECETTES DE DESSERTS

Fudge au chocolat

Durée totale: 10 minutes Portions: 12

ingrédients:

4 oz de chocolat noir non sucré

- 3/4 tasse de beurre de coco
- 15 gouttes de stévia liquide
- 1 c. à thé d'extrait de vanille

Itinéraire:

1. Faire fondre le beurre de noix de coco et le chocolat noir.
2. Ajouter les ingrédients dans le grand bol et bien mélanger.
3. Verser le mélange dans un moule à pain en silicone et le placer au réfrigérateur jusqu'à ce qu'il soit pris.
4. Couper en morceaux et servir.

Valeur nutritive (quantité par portion) : Calories 157; Matières grasses 14,1 g; Glucides 6,1 g; Sucre 1 g; Protéines 2,3 g; Cholestérol 0 mg;

RECETTES DE PETIT DÉJEUNER

Omelette au thon

Le petit déjeuner ne serait pas complet sans une omelette saine pour commencer votre journée du bon pied.

Temps total de préparation et de cuisson : 15 minutes

Niveau: Débutant Fait: 2 Omelettes

Protéines: 28 grammes Glucides nets: 4,9

grammes Matières grasses: 18 grammes

Sucre: 1 gramme

Calories: 260

Ce dont vous avez besoin :

- 2 c. à soupe d'huile de coco
- 1 poivron vert moyen, épé cadavre et dés
- 2 1/2 oz de thon en conserve, eau de source et égoutté
- 1/4 c. à thé de sel
- 6 gros oeufs
- 1/8 c. à thé de poivre

escalier:

1. Faire fondre l'huile de coco dans une petite poêle et faire revenir le poivron vert pendant environ 3 minutes. Retirer du brûleur.

2. Transférer les poivrons dans un plat et mélanger le thon jusqu'à ce qu'ils soient complètement ensemble. Mis sur le côté.
3. Battre les œufs, le sel et le poivre dans un plat séparé pendant que l'huile de coco fond dans une petite poêle antiadhésive.
4. Déplacez la poêle pour vous assurer que toute la base est recouverte d'huile et très chaude.
5. Videz les œufs battus dans la poêle et utilisez une spatule en caoutchouc pour soulever le

   bord des œufs cuits dans plusieurs zones pour permettre aux œufs crus de chauffer.
6. Une fois qu'il y a une fine couche d'œuf cuit créé, laisser la poêle sur le feu pendant une demi-minute pour bien les régler.
7. Retirer la moitié des poivrons et du thon d'un côté des œufs. Utilisez la spatule en caoutchouc pour retourner les œufs cuits pour créer une omelette.
8. Presser légèrement jusqu'à ce que l'omelette scelle naturellement et après environ 1 minute, passer à une assiette de service.
9. Répétez les étapes 4 à 8 avec la deuxième omelette.

Conseil de cuisson :

Si vous n'avez pas une tonne de temps le matin, vous pouvez créer l'omelette remplissant la veille au soir et réfrigérer dans un récipient lidded.

Conseil de variation :

Vous pouvez choisir de garnir le dessus de l'omelette avec du sel et du poivre supplémentaires au goût ou de la ciboulette hachée.

RECETTES DE COLLATIONS

Oeufs diabolisés épicés

Cette recette classique qui est un aliment de base pour n'importe quel pique-nique ou partie a un coup de pied que vos papilles gustatives apprécieront.

Temps total de préparation et de cuisson: 30 minutes Niveau: Débutant

Donne : 4 aides

Protéines: 6 grammes

Glucides nets: 1,5 grammes Matières grasses: 7 grammes

Sucre: 1 gramme

Calories: 94

Ce dont vous avez besoin :

- 1/4 c. à thé de poivre de Cayenne
- 2 gros oeufs, durs
- 1/8 c. à thé d'assaisonnement cajun
- 4 fines tranches de saucisse andouille
- 1 c. à thé de moutarde
- 2 c. à thé de mayonnaise, sans sucre
- 1/8 tasse de choucroute

- 1/4 c. à thé de paprika

escalier:
1. Remplir une petite casserole de 2 tasses d'eau froide pour couvrir les œufs.
2. Lorsque l'eau commence à bouillir, réglez la minuterie pendant 7 minutes.
3. Après la peite de temps, égoutter l'eau et couvrir les œufs avec les 2 tasses restantes d'eau froide.
4. Faire dorer la saucisse dans une poêle antiadhésive jusqu'à consistance croustillante. Retirer sur un plateau recouvert de papier absorbant.
5. Peler et trancher les œufs en deux de longues façons et transférer les jaunes dans un plat.
6. Mélanger la mayonnaise, le poivre de Cayenne, l'assaisonnement cajun et la moutarde jusqu'à consistance lisse.
7. Placer une tranche de la saucisse au centre de chaque œuf et verser le mélange sur chacun d'eux.
8. Saupoudrer le dessus de paprika et servir.

RECETTES DE DÎNER

Boulettes de viande de courgette de poulet

Lorsque vous voulez un dîner facile, ces boulettes de viande seront rapides à faire après un dur
journée de travail.

Temps total de préparation et de cuisson : 25 minutes

Niveau: Débutant

Donne : 4 aides

Protéines: 26 grammes Glucides nets: 2,4

grammes Matières grasses: 4 grammes

Sucre: 1 gramme

Calories: 161

Ce dont vous avez besoin :

- 16 oz de poitrines de poulet, désossées
- 1/2 c. à thé de graines de céleri
- 2 tasses de courgettes, hachées
- 1 gros œuf
- 2 gousses d'ail, pelées
- 1/2 c. à soupe de sel

- 3 c. à thé d'origan
- 1/2 c. à thé de poivre
- 2 c. à soupe d'huile de coco

escalier:

2. Réglez la température du poêle à chauffer à 180° Fahrenheit. Déposer une feuille plate avec la doublure de cuisson et réserver.
3. Utilisez un mélangeur d'aliments pulsez tous les composants pendant environ 3 minutes jusqu'à ce qu'ils soient totalement incorporés.
4. Dissoudre l'huile de coco dans une poêle antiadhésive.
5. Retirer la viande et rouler à la main dans des boulettes de viande d'un pouce.
6. Transférer à l'huile chaude et faire dorer de chaque côté pendant environ 2 minutes.
7. Déposer les boulettes de viande sur la feuille préppée et chauffer pendant environ 10 minutes.
8. Servir chaud et profiter!

RECETTES DE REPAS DÉLICIEUX INHABITUELLES

Côtelettes d'agneau méditerranéennes

Goûtez à la Méditerranée avec cette mélange unique d'épices qui feront vraiment de votre bouche de l'eau.

Temps total de préparation et de cuisson : 20 minutes

Niveau: Débutant

Donne : 4 portions (2 côtelettes par portion) Protéines : 29 grammes

Glucides nets: 1 gramme Graisse: 8 grammes

Sucre: 1 gramme

Calories: 164

Ce dont vous avez besoin :

- 2 c. à thé de jus de citron
- 1/4 c. à thé de poivre
- 14 oz de côtelettes de longe d'agneau, taillées et désossées
- 1/2 c. à thé d'huile d'olive extra vierge
- 2/3 c. à thé de sel
- 1 1/2 gousse d'ail, écrasée

- 2 c. à thé de Za'atar

escalier:
1. Chauffer le gril à la température de 350° Fahrenheit.
2. Préparer les côtelettes d'agneau en badigeonnant d'ail et d'huile.
3. Saupoudrer le jus de citron de chaque côté et saupoudrer de sel, de Za'atar et de poivre.
4. Griller de chaque côté pendant environ 4 minutes jusqu'à ce que le croustillant désiré.

Conseil de cuisson :

Alternativement, vous pouvez griller dans le poêle pendant environ 5 minutes de chaque côté.

Si l'assaisonnement Za'atar n'est pas disponible, vous pouvez facilement faire votre propre. Vous avez besoin des ingrédients suivants :

- 1/3 c. à soupe d'assaisonnement à l'origan
- 1/8 c. à thé de sel de mer
- 1/3 c. à soupe de marjolaine
- 1/8 c. à soupe de graines de sésame rôties
- 1/3 c. à soupe de thym
- 3 c. à soupe de sumac

Ragoût d'arachide

Venant tout le chemin de l'Afrique, c'est un plat populaire qui est rempli de graisses qui vous aideront à garder dans la cétose.

Temps total de préparation et de cuisson : 25 minutes

Niveau: Débutant

Donne : 4 aides

Protéines: 14 grammes Glucides nets: 6 grammes

Matières grasses: 26 grammes

Sucre: 0 grammes

Calories: 286

Ce dont vous avez besoin :

Pour le ragoût:

- 16 oz de tofu, extra ferme et coupé en cubes
- 1/4 c. à thé de sel
- 3 c. à soupe d'huile de coco
- 1/8 c. à thé de poivre
- 3 c. à thé de poudre d'oignon
- 1/2 c. à soupe de gingembre, haché finement

Pour la sauce:

- 4 c. à soupe de beurre d'arachide
- 8 oz de bouillon de légumes, réchauffé
- 1/2 c. à thé de curcuma
- 3 c. à thé de sriracha
- 1 c. à thé de paprika en poudre
- 4 oz de tomates, écrasées

- 1/2 c. à thé de cumin

escalier:

1. Chauffer le bouillon dans une casserole à feu moyen. Lors de l'ébullition, retirer du brûleur.
2. Mélanger le sriracha, la sauce tomate, le cumin, le curcuma, le bouillon chaud, le beurre d'arachide et le paprika dans le plat en verre et intégrer complètement. Il devrait épaissir dans une sauce. Mis sur le côté.
3. Utilisez une poêle antiadhésive pour dissoudre 2 cuillères à soupe d'huile de coco.
4. Lorsque la poêle est chaude, vider les cubes de tofu et les faire dorer de tous les côtés en prenant environ 4 minutes. Retirer du brûleur et transférer dans un plat en verre.
5. Dans la poêle, mélanger le gingembre, la poudre d'oignon et le reste de la cuillère à soupe d'huile de coco et chauffer pendant 3 minutes.
6. Vider le tofu bruni dans la poêle et continuer à dorer pendant 2 minutes supplémentaires. Distribuer dans un bol de service.
7. Distribuer la sauce sur le tofu doré et servir immédiatement.

Conseil de variation :

Vous pouvez garnir ce repas d'une demi-tasse d'arachides rôties à sec si vous préférez plus de goût d'arachide.

RECETTES DE DESSERTS KETO

Barres de myrtille

Portions: 4

Temps de préparation: 10 minutes Temps de cuisson: 75 minutes

ingrédients:

- 1/4 tasse de bleuets
- 1 c. à thé de vanille
- 1 c. à thé de jus de citron frais
- 2 c. à soupe d'érythritol
- 1/4 tasse d'amandes, tranchées
- 1/4 tasse de flocons de noix de coco
- 3 c. à soupe d'huile de coco
- 2 c. à soupe de farine de noix de coco
- 1/2 tasse de farine d'amande
- 3 c. à soupe d'eau
- 1 c. à soupe de graines de chia

Itinéraire:
1. Préchauffer le four à 300 F/ 150 C.
2. Tapisser le plat de cuisson de papier sulfurisé et réserver.
3. Dans un petit bol, mélanger l'eau et les graines de. Réserver.

4. Dans un bol, mélanger tous les ingrédients. Ajouter le mélange de et bien mélanger.
5. Verser le mélange dans le plat de cuisson préparé et répartir uniformément.
6. Cuire au four pendant 50 minutes. Retirer du four et laisser refroidir complètement.
7. Couper en barres et servir.

Par portion : Glucides nets : 2,8 g; Calories: 136; Graisse totale: 11.9g; Gras saturés : 6,1 g

Protéines: 3.1g; Glucides: 5.5g; Fibre: 2.7g; Sucre: 1.3g; Lipides 81% / Protéines 10% / Glucides 9%

gâteau

Tarte aux fraises quick & simple

Portions: 10

Temps de préparation: 10 minutes Temps de cuisson: 22 minutes

ingrédients:

- 5 blancs d'œufs
- 1/2 tasse de beurre fondu
- 1 c. à thé de poudre à pâte
- 1 c. à thé de vanille
- 1 zeste de citron râpé
- 1 1/2 tasse de farine d'amande
- 1/3 tasse de xylitol

Itinéraire:

1. Préchauffer le four à 375 F/ 190 C.
2. Vaporiser la poêle à tarte de vaporisateur de cuisson et réserver.
3. Dans un bol, fouetter les blancs d'œufs jusqu'à ce qu'ils soient mousseux.
4. Ajouter l'édulcorant et fouetter jusqu'à formation de pics mous.

5. Ajouter le reste des ingrédients à l'exception des fraises et plier jusqu'à ce qu'ils soient bien mélangés.
6. Verser le mélange dans la poêle à tarte préparée et garnir de fraises tranchées.
7. Cuire au four préchauffé de 20 à 22 minutes.
8. Servir et apprécier.

Par portion : Glucides nets : 3,9 g; Calories: 195; Graisse totale: 17.7g; Gras saturés : 6,4 g

Protéines: 5.6g; Glucides: 5.9g; Fibre: 2g; Sucre: 0.9g; Lipides 81% / Protéines 11% / Glucides 8%

Tarte à la noix de coco

Portions: 8

Temps de préparation: 10 minutes Temps de cuisson: 20 minutes

ingrédients:

- 2 oz de noix de coco râpée
- 1/4 tasse d'érythritol
  - 1/4 tasse d'huile de coco
  - oz flocons de noix de coco
  - 1 c. à thé de gomme xanthane
  - 3/4 tasse d'érythritol
  - 2 tasses de crème épaisse

Itinéraire:

1. Ajouter les flocons de noix de coco, l'érythritol et l'huile de coco au robot culinaire et traiter pendant 30 à 40 secondes.
2. Transférer les flocons de noix de coco mélangés dans le moule à tarte et répartir uniformément.
3. Presser légèrement le mélange et cuire au four à 350 F/180 C pendant 10 minutes.
4. Chauffer la crème épaisse dans une casserole à feu doux.
5. Incorporer en fouettant la noix de coco râpée, l'érythritol en poudre et la gomme de xanthane. Porter à ébullition.

6. Retirer du feu et laisser refroidir pendant 10 minutes.
7. Verser le mélange de remplissage sur la croûte et le placer au réfrigérateur toute la nuit.
8. Trancher et servir.

Par portion : Glucides nets : 2,5 g; Calories: 206; Graisse totale: 21.4g; Gras saturés : 15,9 g

Protéines: 1.1g; Glucides: 3.8g; Fibre: 1.3g; Sucre: 1.7g; Lipides 93% / Protéines 3% / Glucides 4%

Délicieuses tartes à la crème

Portions: 8

Temps de préparation: 10 minutes Temps de cuisson: 30 minutes ***Pour la croûte:***

- 3/4 tasse de farine de noix de coco
- 1 c. à soupe de dévier
- 2 oeufs
- 1/2 tasse d'huile de coco
- Pincée de sel
- Pour la crème anglaise :
- 3 oeufs
- 1/2 c. à thé de muscade
- 5 c. à soupe de dévier
- 1 1/2 c. à thé de vanille
- 1 1/4 tasse de lait d'amande non sucré

Itinéraire:

1. Pour la croûte : Préchauffer le four à 400 F/ 200 C.
2. Dans un bol, battre les œufs, l'huile de coco, l'édulcorant et le sel.
3. Ajouter la farine de noix de coco et mélanger jusqu'à formation de pâte.
4. Ajouter la pâte dans la poêle à tarte et répartir uniformément.

5. Piquer la pâte avec un couteau.
6. Cuire au four préchauffé pendant 10 minutes.
7. Pour la crème : Chauffer le lait d'amande et la vanille dans une petite casserole jusqu'à ébullition.
8. Fouetter ensemble les œufs et l'édulcorant dans un bol. Ajouter lentement le lait d'amande et fouetter constamment.
9. Bien filtrer la crème anglaise et verser dans la base de tarte cuite au four.
10. Cuire au four à 300 F pendant 30 minutes.
11. Saupoudrer la muscade sur le dessus et servir.

Par portion : Glucides nets : 2,2 g; Calories: 175; Graisse totale: 17.2g; Gras saturés: 12.9g

Protéines: 3.8g; Glucides: 2.9g; Fibre: 0.7g; Sucre: 0.4g; Lipides 87% / Protéines 8% / Glucides 5%

BONBONS: DÉBUTANT

Bonbons au fromage Mascarpone

Portions: 10

Temps de préparation: 5 minutes Temps de cuisson: 5 minutes

ingrédients:

- 1 tasse de mascarpone, ramolli
- 1/4 tasse de pistaches, hachées
- 3 c. à soupe de dévier
- 1/2 c. à thé de vanille

Itinéraire:

1. Dans un petit bol, ajouter la dévier, la vanille et le mascarpone et mélanger jusqu'à consistance lisse.
2. Placer les pistaches hachées dans un petit plat peu profond.
3. Faire de petites boules à partir du mélange de fromage et rouler dans des pistaches hachées.
4. Réfrigérer pendant 1 heure.
5. Servir et apprécier.

Par portion : Glucides nets : 1,6 g; Calories: 53 Graisse totale: 3.9g; Gras saturés : 2,1

Protéines: 3.1g; Glucides: 1.8g; Fibre: 0.2g; Sucre: 0.2g; Lipides 66% / Protéines 23% / Glucides 11%

COOKIES: DÉBUTANT

intermédiaire:

Biscuits aux amandes CocoNut

Portions: 40

Temps de préparation: 5 minutes Temps de cuisson: 10 minutes

ingrédients:

- 3 tasses de noix de coco râpée non sucrée
- 3/4 tasse d'érythritol
- 1 tasse de farine d'amande
- 1/4 tasse de lait de coco

Itinéraire:

1. Vaporiser une plaque à pâtisserie d'un vaporisateur de cuisson et réserver.
2. Ajouter tous les ingrédients dans un grand bol et mélanger jusqu'à ce qu'ils soient mélangés.
3. Faire de petites boules à partir du mélange et déposer sur une plaque à pâtisserie préparée et presser légèrement en forme de

biscuit.
4. Placer au réfrigérateur jusqu'à consistance ferme.
5. Servir et apprécier.

Par portion : Glucides nets : 0,9 g; Calories: 71 Lipides totaux: 6.3g; Gras saturés: 4.4g

Protéines: 1.2g; Glucides: 2.4g; Fibre: 1.5g; Sucre: 0.7g; Lipides 85% / Protéines 9% / Glucides 6%

DESSERT CONGELÉ: DÉBUTANT

Expert: Crème d'agrumes classique

Portions: 4

Temps de préparation: 10 minutes Temps de cuisson: 10 minutes

ingrédients:

- 2 1/2 tasses de crème à fouetter épaisse
- 1/2 c. à thé d'extrait d'orange
- 2 c. à soupe de jus de lime frais
- 1/4 tasse de jus de citron frais
- 1/2 tasse de Swerve
- Pincée de sel

Itinéraire:

1. Faire bouillir la crème à fouetter et l'édulcorant lourds dans une casserole pour 5-6

compte-rendu. Remuer continuellement.
2. Retirer la casserole du feu et ajouter l'extrait d'orange, le jus de lime, le jus de citron et le sel et bien mélanger.
3. Verser le mélange de crème anglaise dans les ramequins.
4. Placer les ramequins au réfrigérateur pendant 6 heures.
5. Servir frais et déguster.

Par portion : Glucides nets : 2,7 g; Calories: 265; Graisse totale: 27.9g; Gras saturés: 17.4g
Protéines: 1.7g; Glucides: 2.8g; Fibre: 0.1g; Sucre: 0.5g; Lipides 94% / Protéines 2% / Glucides 4%

Crème glacée à la cannelle

Portions: 8

Temps de préparation: 10 minutes Temps de cuisson: 30 minutes

ingrédients:

- 1 jaune d'œuf
- 1/2 c. à thé de vanille
- 3 c. à thé de cannelle
- 3/4 tasse d'érythritol
- 2 tasses de crème à fouetter lourde
- Pincée de sel

Itinéraire:

1. Ajouter tous les ingrédients dans le bol à mélanger et mélanger jusqu'à ce qu'ils soient bien mélangés.
2. Verser le mélange de crème glacée dans la machine à crème glacée et baratter la crème glacée selon les instructions de la machine.
3. Servir et apprécier.

Par portion : Glucides nets : 1,1 g; Calories: 113 Graisse totale: 11.7g; Gras saturés : 7,1 g

Protéines: 1g; Glucides: 1.6g; Fibre: 0.5g; Sucre: 0.1g; Lipides 93% / Protéines 3% / Glucides 4%

RECETTES DE PETIT DÉJEUNER

Pâtes à la saucisse et brocoli rabe

All out: 50 min Préparation: 10 min

Ralenti: 15 min

Cuisson: 25 min

Rendement : 8 portions

ingrédients

- 1 livre de brocoli rabe, coupé en feuilles blessées
- 2 cuillères à soupe d'eau
- 1/2 livre de francfort italien, coupé en coupes d'un quart de pouce
- sel
- 1 tasse de morceaux de pain grossiers et préparés, grillés, coupe discrétionnaire
- 1 livre d'orecchiette ou d'autres nouilles de pâtes
- Pecorino Romano ou Parmesan, amélioration discrétionnaire
- 4 à 5 gousses d'ail, coupées maigrement

direction

1. Couper la rage du brocoli en morceaux de 3 à 4 pouces, en les

débarrassant des tiges. Dans une énorme casserole d'eau rapidement bouillonnante, blanchir la rage du brocoli jusqu'à ce qu'elle soit délicate et bien cuite, environ 5 à 6 minutes. Avant de canaliser la rage du brocoli, économisez 1 tasse de liquide de cuisson. Canaliser et laver la rage du brocoli avec de l'eau virale jusqu'à ce qu'elle ait refroidi. Étalez-le sur une serviette pour en avoir fini avec l'épuisement.

2. Ensuite, faire cuire les pâtes dans une énorme casserole d'eau bouillonnante comme indiqué par paquet

titres jusqu'à ce qu'il soit encore un peu ferme.

3. Pendant la cuisson des pâtes, placer 2 cuillères à soupe d'eau dans une poêle fraîche avec de l'ail et du hot-dog et après cela aller la chaleur à moyen-doux. Cuire, en mélangeant de temps en temps, jusqu'à ce que l'ail soit brillant et que la saucisse soit bien cuite, environ 5 à 7 minutes. Eau de brocoli retenue vide dans le récipient avec frankfurter.

4. Au moment où les pâtes sont cuites, canalisez-les et repéez-les dans la casserole où vous les avez cuites et assaisonnées de sel. Verser la sauce hot-dog sur les pâtes et incorporer la rage cuite au brocoli. Goûtez et changez les assaisonnements. Servir tout de suite.

5. Dans le cas où la Reine vient dîner: Garnir de morceaux de pain croustillant ou potentiellement nouvellement moulu pecorino Romano ou cheddar parmesan

RECETTES DE DÉJEUNER

Tarte à la citrouille

Temps de préparation: 8 heures Portions:8

Valeurs nutritionnelles :

Matières grasses: 29 g.

Protéines: 7 g.

Glucides: 9 g.

ingrédients:

Pour la croûte

- 1 tasse de noix, hachées
- 1 tasse de farine d'amande
- 1/4 tasse d'érythritol
- 1/3 tasse de beurre fondu

Pour le remplissage

- 1 canne de 14 oz Purée de citrouille
- 1/2 tasse d'érythritol
- 1 tasse de crème lourde
- 6 Jaunes d'œufs
- 1 c. à soupe de gélatine
- 1 c. à thé d'extrait de vanille
- 1 c. à thé de cannelle en poudre

- 1/4 c. à thé de gingembre moulu
- 1/4 c. à thé de muscade moulue
- 1/4 c. à thé de clous de girofle moulus

Itinéraire:
- Bien mélanger. Emballer le mélange dans une casserole de forme printanière de 9 pouces.
- Mélanger tous les ingrédients pour la garniture dans une casserole. Fouetter à feu moyen jusqu'à ce que le mélange commence à épaissir.
- Verser la garniture dans la croûte et réfrigérer toute la nuit.

Keto Cheeseburger Muffin

Temps de cuisson: 23 min Rendement: 9 muffins

Faits nutritionnels: 96 calories par muffin: Glucides 3,7g, graisses 7g, et protéines 3,9g.

ingrédients:

- 8 c. à soupe de farine d'amande
- 8 c. à soupe de farine de lin
- 1 c. à thé de poudre à pâte
- 1/2 tspsalt
- 1/4 c. à thé de poivre
- 2 oeufs
- 4 c. à soupe de crème sure

Remplissage de hamburger :

- 1 lb de bœuf haché
- 2 c. à soupe de pâte de tomate
- Sel, poivre, poudre d'oignon, poudre d'ail au goût

Garnitures:

- oz fromage cheddar
- 1 cornichon, tranché
- 2 c. à soupe de ketchup
- 2 c. à soupe de moutarde

escalier:

1. Chauffer le four à 175 °C.
2. Mélanger ensemble : boeuf haché+assaisonnement+sel+poivre. Friture
3. Mélanger les ingrédients secs : farine d'amande+farine de lin+poudre à pâte+sel+poivre.
4. Mettez-y: crème sure +oeufs
5. Placer la pâte dans les tasses en silicone de cuisson, graissé. Laissez un peu d'espace au sommet.
6. Mettre le bœuf haché sur le dessus de la pâte.
7. Cuire au four pendant 20 min.
8. Sortir du four et déposer le fromage sur le bœuf haché. Cuire au four 3 min de plus.
9. Mettez la garniture et profitez- en.

RECETTES DE COLLATIONS

Pains de noix avec le fromage

Portions: 6-8

Temps de cuisson: 35 minutes

Nutriments par portion : Calories : 102 | Graisses: 14.1 g | Glucides: 2,6 g | Protéines: 20 g

ingrédients:

- 1/2 tasse de farine d'amande
- 1/4 tasse de graines de sésame
- 1/4 tasse de graines de tournesol
- 1 c. à soupe de psyllium
- 3 oeufs
- 1 1/2 tasse de fromage râpé
- 1 c. à thé de poudre à pâte

Processus de cuisson :

1. Le four doit être préchauffé à 200 °C (400 °F).
2. Dans un bol, battre les œufs au mélangeur jusqu'à ce qu'ils soient denses. Ajouter le fromage et les ingrédients secs, bien mélanger. Laisser reposer la pâte pendant 10 minutes.
3. Couvrir la plaque à pâtisserie de parchemin. Faire les

petits pains et les déposer sur une plaque à pâtisserie.
4. Cuire au four pendant 18 minutes.

Pains aux noix

Portions: 4

Temps de cuisson: 40 minutes

Nutriments par portion : Calories : 165 | Graisses: 23,1 g | Glucides: 4,5 g | Protéines: 18 g

ingrédients:

- 5 oeufs
- 3 c. à soupe de farine d'amande
- 3 c. à soupe de farine de noix de coco
- 1 1/2 c. à soupe de psyllium
- 2 c. à soupe de beurre
- 1/2 tasse de yogourt
- 1/2 tasse de parmesan râpé
- 2 c. à thé de poudre à pâte
- 1/2 tasse de noix
- 1/2 c. à soupe de cumin (pour la décoration)

Processus de cuisson :

1. Le four doit être préchauffé à 190 °C (375 °F).
2. Dans un bol, battre les œufs au mélangeur jusqu'à l'uniformité. Ajouter le beurre mou, les ingrédients secs, le yogourt et les noix concassées. Bien mélanger. Ajouter le parmesan râpé. Laisser reposer la pâte

pendant 10 minutes.

3. Faire les petits pains ronds avec les mains mouillées, et les déposer sur la plaque à pâtisserie recouverte de parchemin.
4. Assaisonner de cumin et cuire au four pendant 20 minutes.

Pains aux graines de pavot

Portions: 1-2

Temps de cuisson: 10 minutes

Nutriments par portion : Calories : 89 | Graisses: 13 g | Glucides: 3 g | Protéines: 7.1 g

ingrédients:

- 1 c. à soupe de farine d'amande
- 1 c. à soupe de farine de noix de coco
    - 1 c. à thé de beurre
    - 1/2 c. à thé de poudre à pâte
    - 1 œuf
    - 1 c. à soupe de crème
    - 1/2 c. à thé de graines de pavot
    - Une pincée de sel

Processus de cuisson :

1. Graisser la forme de cuisson en silicone.
2. Ajouter l'œuf et la crème. Mélanger le tout jusqu'à l'uniformité.
3. Verser la pâte sous forme et mettre au micro-ondes pendant 3 minutes.
4. Couper les pains prêts en deux et les faire frire dans une poêle sèche pendant 1 minute.

Pain indien avec des verts

Portions: 6-8

Temps de cuisson: 75 minutes

Nutriments par portion : Calories : 94 | Graisses: 17 g | Glucides: 4,6 g | Protéines: 4.5 g

ingrédients:

- 2/3 tasse de farine de noix de coco
- 2 c. à soupe de psyllium
- 1/2 tasse d'huile de coco
- 2 1/2 c. à soupe de son
- 1 1/2 c. à thé de poudre à pâte
- 2 tasses d'eau
- 1/2 c. à thé de sel
- Un tas de coriandre fraîche
- 1/4 tasse de beurre

Processus de cuisson :

1. Mélanger tous les ingrédients secs et ajouter l'huile de coco fondue dans un bol. Faire bouillir l'eau, ajouter à la masse et pétrir la pâte. Laissez-le pendant 5 minutes.
2. Diviser la pâte en 8 morceaux ronds. Rouler chaque morceau dans un mince gâteau plat. Faire frire dans une poêle avec de l'huile de coco.

Mettre les gâteaux plats dans une assiette. Faire fondre le beurre et hacher la coriandre. Lubrifier le pain au beurre et saupoudrer de légumes verts.

dîner

Expert: Pain micro-ondes

Portion : 4 petits tours

Valeurs nutritionnelles : 2 g de glucides nets; 3,25 g protéines; 13 g de matières grasses;132 calories

ingrédients:

- Farine d'amande - 0,33 tasse
- Sel - 0,125 c. à thé
- Poudre à pâte - 0,5 c. à thé
- Ghee fondu – 2,5 c. à soupe.
- Oeuf fouetté – 1
- Huile – spritz pour la tasse

Itinéraire:

1. Graisser une tasse avec l'huile. Mélanger toutes les fixations dans un plat à mélanger et verser dans la tasse. Mettre la tasse au micro-ondes. Réglez la mise à jour à l'aide du réglage élevé pendant 90 secondes.
2. Transférer la tasse dans un espace de refroidissement pendant 2-3 minutes. Retirer délicatement du pain et trancher en 4 portions.

Pain Paléo – Style Keto

Portions : 1 pain – 10 tranches

Valeurs nutritionnelles : 9,1 g de glucides nets ; 10,4 g protéines; 58,7 g lipides; 579,6 calories

ingrédients:

- Huile d'olive - 0,5 tasse (+) 2 c. à soupe.
- Oeufs – 3
- Lait d'amande/eau - 0,25 tasse
- Farine de noix de coco - 0,5 tasse
- Bicarbonate de soude – 1 c. à thé.
- Farine d'amande – 3 tasses
- Poudre à pâte – 2 c. à thé.
- Sel - 0,25 c. à thé.
- Aussi nécessaire: Moule à pain - 9 x 5 pouces

Itinéraire:

1. Réchauffer le four à 300°F. Légèrement spritz la poêle avec de l'huile d'olive.
2. Mélanger toutes les fixations sèches et mélanger avec le humide pour préparer la pâte.
3. Verser dans la poêle graissée et cuire au four pendant 1 heure.
4. Laisser refroidir et trancher.

Pain aux graines de sésame

Portions: 6

Valeurs nutritionnelles : 1 g de glucides nets ; 7 g protéines; 13 g de matières grasses; 100 calories

ingrédients:

- Graines de sésame – 2 c. à soupe.
- Poudre d'enveloppe de Psyllium - 5 c. à soupe.
- Sel de mer - 0,25 c. à thé.
- Vinaigre de cidre de pomme – 2 c. à thé.
- Poudre à pâte – 2 c. à thé.
- Farine d'amande – 1,25 tasse
- Eau bouillante – 1 tasse
- Blancs d'œufs – 3

Itinéraire:

1. Chauffer le four pour atteindre 350°F. Spritz une boîte de cuisson avec un peu d'huile de cuisson spray. Mettre l'eau dans une casserole

   à bouillir.

2. Mélanger la poudre de psyllium, les graines de sésame, le sel de mer, la poudre à pâte et la farine d'amande.

3. Incorporer l'eau bouillie, le vinaigre et les blancs d'œufs. Utilisez un mélangeur à main (moins de 1 min) pour combiner. Déposer le pain sur la poêle

préparée.
4. Servir et déguster à tout moment après la cuisson pendant 1 heure.

LE DÉJEUNER KETO

Avocat crémeux et bacon avec salade de fromage de chèvre

La salade obtient un surclassement lorsque l'avocat et le fromage de chèvre sont combinés avec du bacon croustillant et des noix croquantes. Rapide et bon pour le déjeuner ou le dîner.

Conseil de variation : utilisez différentes herbes fraîches dans la vinaigrette.

Temps de préparation: 10 minutes Temps de cuisson: 20 minutes Sert 4

Qu'est-ce qu'il y a dedans

salade:

- Fromage de chèvre (1 bûche de 8 onces)
- Bacon (0,5 livre)
- Avocats (2 qty)
- Noix grillées ou pacanes (.5 tasse)
- Roquette ou épinards (4 onces)

pansement:

- Demi citron, jus
- Mayonnaise (.5 tasse)
- Huile d'olive extra vierge (.5 tasse)
- Crème à fouetter lourde (2 T)
- Sel casher (au goût)
- Poivre moulu frais (au goût)

Comment il est fait

1. Tapisser un plat allant au four de papier sulfurisé.
2. Préchauffer le four à 400 degrés F.
3. Couper le fromage de chèvre en rondelles d'un demi-pouce et mettre dans un plat allant au four. Placer sur une grille supérieure dans un four préchauffé jusqu'à ce que mordoré.
4. Cuire le bacon jusqu'à ce qu'il soit croustillant. Hacher en morceaux
5. Trancher l'avocat et le déposer sur les légumes verts. Garnir de morceaux de bacon et ajouter les rondelles de fromage de chèvre.
6. Hacher les noix et saupoudrer sur la salade.
7. Pour la vinaigrette, mélanger le jus de citron, la mayo, l'huile d'olive extra vierge et la crème à fouetter. Mélanger avec le comptoir ou le mélangeur d'immersion.
8. Assaisonner au goût de sel casher et de poivre frais

moulu.

Glucides nets: 6 grammes Matières grasses: 123 grammes
Protéines: 27 grammes
Sucres: 1 gramme

KETO AU DÎNER

Bifteck minute aux champignons et beurre d'herbes

Ce dîner se réunit rapidement. Parfait pour les soirs de semaine occupés.

Conseil de variation : essayez l'un de vos légumes préférés.

Temps de préparation: 10 minutes Temps de cuisson: 20 minutes Sert 4

Qu'est-ce qu'il y a dedans

Pour les steaks :

- Steaks minute (8 qty)
- Cure-dents (8 qty)
- Gruyère, coupé en bâtonnets (3 onces)
- Sel casher (au goût)
- Poivre moulu frais (au goût)
- Beurre (2 T)
- Poireaux (2 qty)
- Champignons (15 onces)
- Huile d'olive extra vierge (2 T)
- Pour le beurre d'herbes :

moulu.

Glucides nets: 6 grammes Matières grasses: 123 grammes
Protéines: 27 grammes
Sucres: 1 gramme

KETO AU DÎNER

Bifteck minute aux champignons et beurre d'herbes

Ce dîner se réunit rapidement. Parfait pour les soirs de semaine occupés.

Conseil de variation : essayez l'un de vos légumes préférés.

Temps de préparation: 10 minutes Temps de cuisson: 20 minutes Sert 4

Qu'est-ce qu'il y a dedans

Pour les steaks :

- Steaks minute (8 qty)
- Cure-dents (8 qty)
- Gruyère, coupé en bâtonnets (3 onces)
- Sel casher (au goût)
- Poivre moulu frais (au goût)
- Beurre (2 T)
- Poireaux (2 qty)
- Champignons (15 onces)
- Huile d'olive extra vierge (2 T)
- Pour le beurre d'herbes :

- Beurre (5 onces)
- Gousses d'ail hachées (1 qty)
- Poudre d'ail (0,5 T)
- Persil haché (4 T)
- Jus de citron (1 t)
- Sel casher (0,5 t)

Comment il est fait

1. Dans un bol en verre, mélanger tous les ingrédients du beurre aux herbes. Réserver pendant au moins 15 minutes.
2. Trancher les poireaux et les champignons. Faire revenir dans de l'huile d'olive extra vierge jusqu'à ce qu'elle soit légèrement dorée. Assaisonner de sel et de poivre. Retirer de la poêle et garder au chaud.
3. Assaisonner les biftecks de sel et de poivre. Placer un bâton de fromage au centre et rouler les biftecks, en les sécurisant avec un cure-dent.
4. Faire revenir à feu moyen de 10 à 15 minutes.
5. Verser le jus de poêle sur les légumes.
6. Assietter les biftecks et les légumes et servir avec du beurre d'herbes.

Glucides nets: 6 grammes

Matières grasses: 89 grammes

Protéines: 52 grammes

Sucres: 2 grammes

CPSIA information can be obtained
at www.ICGtesting.com
Printed in the USA
BVHW041527210521
607795BV00001B/396

9 781802 413168